AF296067

CONSTANCE ET VALEUR SÉMÉIOLOGIQUE

DE LA

PEPTONURIE

DANS LES MALADIES

PAR

ABERRATION DE LA NUTRITION

E. GAUTRELET

Docteur en Pharmacie de l'Université de Paris
Lauréat de l'Académie de Médecine et de l'Institut
Chimiste biologiste

O. BERTHIER, ÉDITEUR

104, BOULEVARD SAINT-GERMAIN, A PARIS

1902

CONSTANCE ET VALEUR SÉMÉIOLOGIQUE

DE LA

PEPTONURIE

DANS LES

MALADIES PAR ABERRATION DE LA NUTRITION

———

E. GAUTRELET

Docteur en pharmacie de l'Université de Paris,
Lauréat de l'Académie de Médecine et de l'Institut,
Chimiste biologiste.

———

Messieurs,

Vous vous souvenez de toutes les théories émises pour expliquer la pathogénie, c'est-à-dire la manière d'être première de ce que l'on appelait autrefois, avec Bazin, d'une façon vague l' « *Arthritisme* », de ce que Lancereaux a dénommé l' « *Herpétisme* », de ce que Sénac désignait par « *Diathèse congestive* », de ce que le Professeur Bouchard comprend sous la rubrique de « *Maladies par ralentissement de la nutrition* » en même temps que mon excellent maître, M. Lecorché, donne au même groupe pathologique le nom opposé de « *Maladies par exagération de la nutrition* » et que notre distingué collègue, le Dr Glénard, impose au tout l'appellation nosologique d' « *Hépatisme* »

Vous savez aussi que les trois premiers de ces « *modus nominandi* » de l'état diathésique compris sous les différentes dénominations précédentes, devant être considérés comme de simples appellations se rapportant à des manifestations particulières et temporaires de cet état diathésique, tendent de plus en plus à tomber dans l'oubli ; tandis que, au contraire, la pathogénie du groupe morbide dans son ensemble — c'est-à-dire tant dans ses manifestations d'accès que dans ses périodes d'état — étant nettement indiquée dans les trois derniers, ce sont ceux-ci qui, à l'heure actuelle, se disputent le record de la désignation pathognomonique.

J'ai eu l'occasion, l'hiver dernier, à propos de la discussion qui eut lieu, devant notre Société (1), relativement à la théorie de mon honorable confrère, M. Joulie, sur le mode de réaction humorale dans cet ordre diathésique, de reprendre la question au point de vue : pathologie générale, et de vous faire voir que le syndrome biochimique — évalué, soit directement par la mesure de l'acidité du sang comme l'a fait Drouin en 1892 (2), soit indirectement par le dosage de l'acidité urinaire des 24 heures, ainsi que je l'avais personnellement exposé dès 1887 (3) — que le syndrome biochimique d'augmentation de l'acidité organique étant encore plus constant que ceux jusqu'alors fournis par l'examen clinique du foie ou tirés des conditions générales de la vitalité physiologique des sujets examinés, la dénomination de « *Maladies par Hyperacidité organique* » imposée par moi à cette diathèse semblait encore plus judicieusement appliquée au dit groupe morbide que les appellations précédentes.

J'ai eu également, à ce sujet, l'honneur de vous montrer que cette appellation d' « *Hyperacidité* » avait, en outre, l'avantage de rapprocher la théorie du professeur Bouchard, de celle de M. Lecorché, tout aussi bien que de celle du Dr Glénard, en même temps qu'elle dissociait la cause pathogénique elle-même de ce que — pour ne prendre parti ni pour l'une ni pour l'autre de ces théories, puisque, à mon sens, ni l'une ni l'autre n'est complète comme explication de la cause première dans son ensemble — de ce que, dis-je, on

(1) E. GAUTRELET. — Contribution à la Séméiologie des maladies par ralentissement de la nutrition. Société médico-chirurgicale, 14 janvier 1901.

(2) DROUIN. — Hémoalcalimétrie. Hémoacidimétrie. Thèse Paris, 1892. Steinheil, éditeur.

(3) E. GAUTRELET. — Fixation et valeur séméiologique du coefficient urinaire. Société de médecine pratique, 20 novembre 1887.

pourrait appeler peut-être, d'une façon plus vague, mais plus juste, les « *Maladies par aberration de la nutrition,* » en prenant le mot « aberration » dans le sens général « d'anomalie ».

Si vous vous en souvenez, j'ai, en effet, fait de l'« *Hyperacidité organique* » trois groupes secondaires :

a) *Hyperacidité hypodésassimilative,* c'est-à-dire par diminution des oxydations générales, par ralentissement de la nutrition, en tant qu'échanges tissulaires ;

b) *Hyperacidité hyperassimilative,* c'est-à-dire par exagération de la fonction hépatique sans aboutissant final à des oxydations complètes, d'où formation — comme précédemment, mais alors dans le foie au lieu du système musculaire — de produits mal oxydés et par suite de forme chimique acide ;

c) *Hyperacidité mixte ou totale,* c'est-à-dire due aux deux premières causes précitées réunies.

De telle sorte que la question de la cause première des « *maladies par aberration de la nutrition* » semblait résolue à la fois dans son ensemble et dans ses détails.

*
* *

Aujourd'hui, j'aurai l'avantage de vous soumettre une série de recherches, faites au cours de ma dernière saison thermale de Vichy, et d'essayer d'en dégager au point de vue de la pathologie générale — comme ensemble et plus particulièrement en tant que manière d'être finale de la fonction hépatique dans les deux différentes causes premières de « l'*Hyperacidité* » — des idées, sinon nouvelles, du moins plus conformes à la réalité, — me semble-t-il — que dans mes exposés précédents.

Ce qui, jusqu'ici, en effet, a séparé M. Bouchard d'une part et MM. Lecorché et Glénard d'autre part, c'est que l'un et les autres furent des exclusivistes ; voulant, le premier, ne voir le ralentissement de la nutrition que lié à de mauvaises oxydations générales ; voulant, les seconds, ne comprendre l'exagération de la nutrition que sous la dépendance d'un fonctionnement vicieux de la porte d'entrée assimilative : « porte d'entrée assimilative » qu'avec le plus grand mérite et la plus ferme logique, le Dr Glénard a spécifiée être la fonction de la glande hépatique.

Ce qui m'a encore personnellement différencié de ces trois auteurs : c'est que j'arrivais par l'urologie raisonnée à admettre leurs théories réciproques, mais isolées, comme causes alternatives ou simultanées de la Diathèse hyperacide.

Et, de fait, si une exagération de l'acidité organique correspondant à une diminution des excreta urinaires d'ensemble cadrait bien avec la théorie du professeur Bouchard de « ralentissement de la nutrition » — le mot « nutrition » étant compris dans le sens de « désassimilation » — cette théorie ne pouvait s'appliquer à la totalité de ces cas diathésiques d'hyperacidité, puisque beaucoup d'entre eux présentaient, contrairement, une exagération des excreta urinaires concomitante, et que l'on ne peut d'autre part concevoir de l'hypoacidité concordant avec une diminution des excreta d'ensemble que dans un seul cas : le cas de cancer où, par suite de l'auto-intoxication spéciale, les échanges généraux sont sinon suspendus, du moins des plus réduits par réflexe inhibitoire !

Je m'étais alors dit que cette exagération des excreta urinaires, concordant avec de l'hyperacidité ne pouvant provenir d'une augmentation de désassimilation puisque, je le répète, l'hyperacidité organique est le signe le plus certain au point de vue biologique d'oxydations arrivées à un taux inférieur à la normale, il fallait que cette modification humorale hyperacidé eût pour point de départ non pas une hypodésassimilation mais une hyperassimilation ; d'où je conclus alors que, le foie étant le seul organe d'assimilation, son fonctionnement était certainement en cause dans les « *maladies par aberration de la nutrition* » toutes les fois que l'urologie des malades portant cette tare physiologique décelait simultanément : hyperacidité et hyperexcrétion d'ensemble.

Et c'est ainsi que j'adoptais à la fois tour à tour les trois

théories de MM. Bouchard, Lecorché et Glénard pour expliquer la pathogénie de cette diathèse si vaste, —Drouin (1)
a trouvé 75 % de ses malades présentant une augmentation de l'acidité organique, et moi-même (2) dans la statis-
tique que je vous ai présentée l'hiver dernier, je donnais
le rapport de 83,43 % dans le même sens — diathèse si
vaste à laquelle toutes les dénominations que je vous rappe-
lais il y a un instant ont été appliquées.

*
* *

Comme vous le verrez tout à l'heure, le travail fait par
moi cet été à Vichy va me conduire d'une façon plus nette
encore vers l'*Hépatisme* !

Car, que le foie soit directement en cause comme facteur
d'une proportion exagérée d'acides organiques par suite
d'oxydations inférieures à la normale des matériaux alimentaires à assimiler, ainsi que cela se passe dans l'*Hyperacidité hyperassimilative*, viens-je de vous rappeler ; que,
au contraire, la cause première de l'hyperacidité organique constatée ne puisse s'expliquer que par une viciation
négative, c'est-à-dire par défaut, par atténuation des oxydations générales, ainsi que cela a lieu dans l'*hyperacidité
hypodésassimilative*, l'ai-je dit plus haut ; je montrerai que,
d'un côté comme de l'autre, le foie se trouve tout de même
toujours touché dans sa fonction, donc que, la cause première d'ordre général cessant, l'état diathésique peut être
entretenu par une cause seconde, c'est-à-dire par une cause
hépatique, tout aussi bien que si cette cause hépatique
était cause première elle-même.

Et, la démonstration de cette «cause seconde» aura encore
l'avantage de confirmer d'une façon irréfutable le rôle du foie
comme « cause première » primitive pour l'autre partie des
cas : alors que, ainsi que j'avais l'honneur de vous l'avouer
il y a un instant, le seul raisonnement déductif m'avait fait
jusqu'ici conclure au parallélisme des « *maladies par exa-*

(1) Drouin. — *Loc. cit.*
(2) E. Gautrelet. — *Loc cit.*

— 6 —

gération de la nutrition de M. Lécorché et de l'*Hyperacidité hyperassimilative* » de moi-même avec l'*hépatisme* du Dr Glénard.

*
* *

Mais, dans le but d'arriver à cette démonstration d'une façon simple, je me permettrai tout d'abord de vous rappeler les faits physiologiques suivants :

On sait qu'aucune variation des éléments urinaires normaux ne peut servir à déceler d'une façon absolue un simple trouble de la fonction physiologique du foie, puisque, de ces éléments :

a. Le chlore — en dehors de la question alimentaire — peut varier sous l'influence d'un simple trouble circulatoire glandulaire c'est-à-dire local (hypo ou hyperchlorhydrie gastriques ou intestinales) tout aussi bien que par le fait d'une modification de la circulation générale (œdèmes, ascite) ;

b. L'urée a pour origine à la fois la désassimilation tissulaire générale et l'assimilation hépatique (un tiers pour la première, deux tiers pour la seconde) ;

c. Le dosage de l'acide urique ne doit pas, au point de vue de l'élimination rénale de ce produit, toujours être considéré comme indication du *quantum* de sa production, puisque, par le fait de ses localisations (goutte, tophus), il peut être partiellement fixé dans l'économie, emmagasiné à certains moments ;

d. Les phosphates sont — toutes conditions particulières de l'alimentation mises à part comme pour l'urée —, surtout liés en tant que conditions d'excrétion à l'acidité générale (mais d'une façon inverse toutefois, ainsi que je l'ai montré (1) en faisant précisément du facteur « rétention phosphorique » le pivot de ma séméiologie urologique spéciale à la *Diathèse hyperacide* ; et cette acidité générale peut être, elle-même, sous la dépendance, soit des variations de l'assimilation, soit des variations de la désassimilation.

(1) E. GAUTRELET. — Urines, dépôts, sédiments, calculs. — Application de l'urologie à la séméiologie médicale. Paris, J.-B. Baillière, diteur, 1889.

f. L'urobiline, ainsi que je l'ai personnellement encore fait voir (1), tout en ayant une origine hépatique pour sa plus grande part, n'a pas cette origine d'une façon exclusive; mais l'urobiline provient également, tant de l'hydratation intestinale des pigments biliaires que de la désintégration de l'hémoglobine circulatoire dans tous les actes de réduction se passant aussi bien dans le système capillaire général que dans le système capillaire hépatique ; en tous cas, l'exagération de l'urobiline ne décèle que des troubles de fonction liés à des viciations passives ou actives de la circulation du foie.

Du côté des éléments urinaires anormaux, il en est presque de même, puisque encore :

g. — Les pigments biliaires, s'ils peuvent dans certains cas être décelés dans l'urine et le sang tout à la fois, ou dans le sang exclusivement parfois, l'a-t-on récemment prétendu, les pigments biliaires, dis-je, ne peuvent avoir d'autre valeur séméiologique que celle d'un défaut plus ou moins complet d'écoulement de la bile dans l'intestin par obstruction de cause quelconque, soit des canaux, soit des canalicules biliaires, et non celle d'une suractivité de la fonction physiologique du foie ;

h. — Les acides biliaires, qui, par suite de leur densité moléculaire faible, peuvent être normalement et dans une certaine mesure déversés dans la circulation générale par le foie et, par suite, retrouvés dans l'urine, n'impliquent pas forcément cette même suractivité fonctionnelle hépatique, mais simplement une atténuation des oxydations organiques générales qui, à l'état normal, les eussent fait disparaître de la masse hématique avant la dialyse rénale ;

i. — La glycosurie — en dehors de celle d'origine hépatique franche, c'est-à-dire caractérisée urologiquement par l'augmentation simultanée (absolue ou simplement plus ou moins relative) de l'urobiline, traduisant une hyperfonction hépatique plus ou moins limitée, mais certaine et liée à des troubles circulatoires de l'organe, — n'a aucun droit également

____

(1) E. Gautrelet. — Spectroscopie critique des pigments urinaires normaux. Thèse de Paris, O. Berthier, éditeur, 1900.

ment à la diagnose absolue d' « hépatisme », puisque l'on sait que : si le glucose, soit absorbé en nature, soit produit dans l'estomac ou l'intestin par l'action des sucs gastrique, pancréatique ou entérique sur le saccharose ou les féculents alimentaires, arrive au foie sous la forme de glucose après son absorption par les réseaux vasculaires gastrique ou intestinal, il se fixe momentanément dans le foie sous forme de glycogène qui, repris par la fonction hépatique après être resté un certain temps en réserve dans l'organe, est lancé lui-même, au fur et à mesure des besoins de l'organisme, dans le torrent circulatoire sous forme nouvelle de glucose que détruit seule l'activité des combustions musculaires ; donc, que, en dehors de la glycosurie liée à une non-fixation du sucre alimentaire dans le foie sous la dépendance, soit d'une lésion directe de l'organe ou de ses annexes (pancréas), soit d'une cause réflexe d'origine cérébrale (lésion du plancher du quatrième ventricule), il peut exister des glycosuries tant par défaut mécanique de fonctionnement musculaire (inactivité physique) que par défaut chimique de combustion musculaire (augmentation de l'acidité musculaire dans la fatigue, le surmenage).

Il ne me restait ainsi à faire intervenir, pour apprécier l'état fonctionnel hépatique, en dehors de tout trouble circulatoire, qu'un seul élément : les peptones, dont la présence ne peut être constatée dans le sang de la circulation générale, et par suite dans l'urine que du fait d'une utilisation incomplète par le foie des dites peptones déversées à l'organe par le système porte — à la suite des oxydations et hydratations gastro-intestinales, puis de l'absorption par les capillaires du tube digestif — sans que les oxydations de la circulation générale, très faibles relativement à celles se passant dans la glande hépatique, aient d'influence sensible sur leur quotité circulatoire, cette quotité n'étant qu'à peu près exclusivement sous la dépendance de l'excrétion rénale.

C'est cette question de l'assimilation des peptones que je vais en somme essayer de résoudre devant vous en ce moment.

La question de l'assimilation des peptones a été étudiée par un grand nombre d'auteurs (Delzenne, Hoffmeister, Wassermann, Boulengier, Denayer, Devos, Rohman, Fano, Schmidt et Malheim, Albertoni) ; et tous sont d'accord pour reconnaître que le système circulatoire général est incapable de modifier chimiquement les peptones puisque tous ont retrouvé, éliminées en nature par l'urine, les dites peptones injectées directement dans les veines de la circulation générale.

Mais s'en suit-il, cependant, que les peptones n'aient aucune valeur alimentaire ?

Je ne le crois pas, pour cette excellente raison qu'il faudrait refuser au sucre de canne la même valeur alimentaire, puisque, de même, ce corps injecté également dans les veines s'élimine dans les mêmes conditions, c'est-à-dire en nature par la voie rénale.

La seule chose que l'on pourrait conclure de ces expériences, me semble-t-il, c'est que, comme le saccharose, les peptones ne sont pas des nutriments, c'est-à-dire des aliments susceptibles d'être utilisés directement par les tissus généraux dans les échanges biochimiques, c'est qu'elles doivent subir l'action préalable d'un organe spécial pour leur transformation d'aliments en nutriments (1).

Je m'explique.

Aujourd'hui, on divise les produits apportés par l'alimentation à l'économie en deux ordres :

Ceux qui sont capables d'être utilisés par les tissus généraux pour la rénovation de ces tissus ou pour les échanges thermo-chimiques circulatoires sous la forme même sous laquelle ils existent dans les aliments proprement dits :

Exemples : tous les sels minéraux et organiques, le glucose ; ces corps sont appelés des *nutriments* parce que leur concours à la nutrition générale est direct.

Ceux qui doivent subir l'action des sucs gastrique, pan-

(1) LAULANIÉ. — Eléments de physiologie. Paris, Masson, éditeur, 1900.

créatique ou intestinal avant de devenir susceptibles d'être utilisés pour les échanges biochimiques.

Ces corps portent le nom d'*aliments proprement dits*, et sont ainsi, au point de vue de la nutrition générale, inférieurs aux nutriments.

Premier exemple : le sucre de canne qui, avant de pouvoir être fixé par le foie à l'état de glycogène, doit subir l'hydratation des sucs digestifs et être transformé en glucose.

Autre exemple : l'amidon, qui a besoin de subir une première transformation en dextrine, puis une seconde en glucose avant de produire le même résultat physiologique que le sucre de canne.

Or, on sait aujourd'hui que la formation des peptones aux dépens des albumines proprement dites n'est autre chose que le dédoublement, le clivage, de la molécule chimique — extrêmement complexe — des albumines en deux termes plus simples et de formules stéréochimiques analogues mais non superposables : l'hémipeptone et l'antipeptone.

Il se passerait là quelque chose de semblable, de corollaire à ce qui se passe dans ce dédoublement de l'acide tartrique dont on connaît deux termes opposés au point de vue optique, c'est-à-dire l'un dextrogyre, l'autre lévogyre, dont la combinaison forme l'acide tartrique optiquement inactif ou acide tartrique ordinaire.

La molécule « albumine alimentaire » étant colloïde, comme l'amidon dont je viens de parler, c'est-à-dire non diffusible, non dialysable, devrait, pour devenir un nutriment, c'est-à-dire un corps susceptible de pénétrer dans l'économie et y être utilisé biologiquement, se dédoubler ; et tel serait le rôle de la formation des peptones qui, elles, étant dialysables, sont diffusibles et constituent ainsi des corps assimilables, donc des *nutriments*.

Je dis que les peptones forment de véritables nutriments ; et, je le dis en désaccord avec Laulanié qui, partant de l'expérience comparative avec le sucre de canne que j'ai citée plus haut, en conclut que les peptones ne sont ni des aliments ni des nutriments. Et je vais montrer l'erreur dans laquelle est tombée cet auteur.

Qu'ont, en effet, constaté tous les biologistes qui se sont occupé de l'action anticoagulante des peptones sur le sang ?

Ceci : que cette action anticoagulante, incapable de se manifester « *in vitro* », était même subordonnée « *in vivo* » à la présence du foie dans la circulation lors de l'action des peptones !

Donc, quand ces expérimentateurs ont retrouvé des peptones dans l'urine lorsqu'ils les injectaient dans la circulation générale à doses que l'on peut considérer comme énormes puisqu'elles dépassent (de 0 gr. 30 à 1 gramme par kilogramme de poids corporel) le chiffre qu'une ration d'entretien rationnelle (24 grammes pour un homme du poids de 70 kilogrammes) peut introduire dans l'économie, ils n'ont fait que constater l'excès de peptones qu'ils avaient introduites dans la circulation générale relativement au rôle fonctionnel du foie.

Et, ainsi, contrairement à ce que pense Rohmann, contrairement à ce qu'a imaginé Fano — sans preuves à l'appui d'ailleurs, ni l'un ni l'autre — il n'y a pas besoin de supposer que les peptones sont ou détruites par les leucocytes accumulés dans le derme et les follicules clos de la muqueuse intestinale avant d'être absorbés par les capillaires mésentériques, ou absorbées en nature par ces capillaires mais fixées par les hématies pour être véhiculées par leur entremise dans l'organisme et y concourir au renouvellement des substances albuminoïdes des tissus, pour s'expliquer qu'on ne les retrouve plus dans l'urine après leur absorption alimentaire.

Si Hofmeister n'a pas retrouvé de peptones dans le sang de la veine porte pendant la digestion, si Schmidt et Mulheim n'en ont retrouvé que des traces dans les mêmes conditions, j'incline à croire que seule leur méthode de recherche des peptones doit être mise en cause ; car d'une part la réaction de Piotrowski, dite du « biuret », (coloration rose par action de la soude caustique et du sulfate de cuivre sur les peptones), employée par les physiologistes, n'offre pas la sensibilité désirable (1) ; car, d'autre part, cette réaction est entravée dans le sérum sanguin par les autres albumines ou albuminoïdes y existant parallèlement et donnant également cette réaction non spéciale aux peptones, mais commune à tout le groupe des substances albumineuses.

Pour moi, à l'état physiologique et en employant la réaction de Millon sur le sérum sanguin après élimination de toutes les autres matières albumineuses et albuminoïdes par action combinée du sulfate de soude et de l'acétate de plomb, j'ai toujours constaté, chez des lapins, pendant la période digestive intestinale, des peptones dans le sang, les veines mésentériques avec diminution de leur proportion allant des capillaires intestinaux au sang de la veine porte.

Pour moi, toujours, à l'état physiologique, et en employant encore le réactif de Millon dans des expériences analogues aux précédentes, je n'ai jamais constaté chez des lapins en période digestive quelconque de peptones dans le sang des veines sushépatiques, ni, à plus forte raison, dans le sang de la circulation générale, subsidiairement, dans l'urine.

Pour moi, après l'injection de solutions de peptones à la dose de 0 gr. 25 par kilogramme de poids corporel, je n'ai jamais retrouvé de peptones dans le sang des veines sus-hépatiques quelques minutes après l'injection, tandis qu'au contraire je constatais les dites peptones dans le même sang des veines sus-hépatiques quand je portais la quotité de peptones injectées à plus de 0 gr. 30 par kilogramme du même poids corporel de mes lapins en expérimentation.

Les peptones, provenant de la transformation des éléments quaternaires de l'alimentation en nutriments de même ordre, pénètrent donc — après avoir été diluées par le suc intestinal de façon à rendre leur dialyse plus facile en abaissant la valeur isotomique de leurs solutions — dans le système capillaire-mésentérique en nature : et, là, elles subissent, dès leur entrée, des oxydations qui peuvent être constatées par l'exagération de l'azote uréique que l'on y trouve paralèllement : et finalement, lesdites peptones

(1) Au-dessous du titre de 1 p. 100 les solutions de peptones pures ne donnent pas la réaction de Piotrowski.

sont détruites entièrement par le foie en y formant en particulier des éléments chimiques alcalins jouissant de la propriété de rendre le sang non spontanément coagulable, ainsi que nombre d'auteurs l'ont constaté !

Cette manière de voir montre la cause de l'oligurie qui est, on peut dire, la règle dans la « *Diathèse hyperacide* », puisque les expérimentateurs auxquels j'emprunte les faits précédents ont aussi trouvé que les peptones introduites par injections intra-veineuses dans le torrent circulatoire, déterminent un arrêt passager de la sécrétion rénale.

Cette manière de voir explique la cause première de l'hypotension et du ralentissement du rythme cardiaque que présentent la plupart des malades atteints de « *Ralentissement de la nutrition* », puisque les mêmes injections intra-veineuses de peptones produisent chez les animaux en expérience des effets physiologiques analogues.

Cette manière de voir donne, enfin, la clef des phénomènes neurasthéniques observés chez beaucoup « *d'hépatiques* » comme le premier l'a montré, notre collègue le Dr Glénard puisque encore, d'après Abelous, l'injection intra-veineuse de peptones provoque elle-même, tout d'abord, une agitation plus ou moins durable suivie, d'une façon constante, d'abattement et de narcose.

Et, je le répète, si l'on revoit en détail les expériences des auteurs précédents, on y acquiert la certitude que ma manière de voir, c'est-à-dire l'attribution au foie du rôle de désorganisation chimique intégrale des peptones à l'état physiologique est bien fondée !

D'après les expériences d'Albertoni, de Contejean, de Gley et Pachon, de Delzenne, le phénomène de la production dans l'économie de substances organiques alcalines et anticoagulantes sous l'influence d'injections intra-veineuses de peptones ne se produit plus lorsque, dans ces expériences, le foie a été séparé de la circulation, soit par la ligature de ses vaisseaux (tronc cœliaque, artères mésentériques et veine porte), soit par oblitération de l'aorte thoracique ; tandis que cette production de substances alcalines et anticoagulables a lieu même par simple circulation du sang dans un foie séparé du corps d'une façon absolue !

Donc, à l'état normal, la fonction hépatique comporte la destruction — avec production de composés organiques alcalins et anticoagulables — d'une certaine proportion des peptones nutrimentaires ; et, cette action de désintégration et d'utilisation des peptones par le foie est limitée à une quotité estimable approximativement à celle contenue dans la ration physiologique d'entretien.

*
* *

Depuis longtemps déjà, je recherchais et dosais dans l'urine les peptones par leur précipitation à chaud en présence du réactif de Millon, et après élimination de tous les autres albumines et albuminoïdes, par l'action combinée du sulfate de soude et de l'acétate de plomb, ainsi que je l'ai déjà dit.

Ces modes de recherche et de dosage offraient le gros inconvénient pratique de provoquer chez les chimistes de la salivation mercurielle et même parfois de la gingivite, du fait de la volatilisation partielle de l'azotite mercuriel (formant le réactif) sous l'influence de la chaleur ; aussi, avais-je réservé le dosage proprement dit aux études d'ordre tout à fait particulier, et me contentais-je, pour les analyses courantes, d'une simple appréciation par la même réaction limitée à de petites quantités de produits, sans pesées, et appliquée en quelque sorte à une recherche comparative.

Or, au mois de juin dernier, l'idée me vint qu'un procédé volumétrique de dosage des dites peptones urinaires pourrait peut-être être basé sur une précipitation de ces albuminoïdes par le nitrate mercurique employé en solution étendue et après action exclusive de l'acétate de plomb sur l'urine.

Ayant expérimentalement acquis la conviction que l'élimination de toutes les albumines et de tous les albuminoïdes, sauf les peptones, pouvait être obtenue par simple précipitation plombique.

Ayant réussi à obtenir pour la précipitation des peptones

par le nitrate mercurique en présence de l'acétate neutre de plomb des réactions bien comparables entre elles.

Ayant enfin déterminé comme réactif-témoin de la fin de la réaction hydrargyro-peptonique, la valeur de l'iodure acide de potassium ; je me suis arrêté au mode opératoire ci-après :

L'urine est déféquée, comme j'ai l'habitude de le faire pour la recherche et le dosage du glucose, — avec 2 dixièmes d'une solution d'acétate de plomb à 20 p. 100 (10 c.c. d'acétate de plomb pour 50 c.c. d'urine).

Après filtration, 24 c.c. du liquide clair sont prélevés et mis, dans un vase à saturation, sous une burette de Mohr (burette-décime et à robinet de verre rodé) contenant une solution titrée à 40 p. 100 de nitrate mercurique d'une densité de 2,246.

On dépose, d'autre part, sur une assiette de porcelaine blanche des gouttes d'une solution à 5 p. 100 d'iodure de potassium acidulée par 1 c.c. d'acide acétique cristallisable.

On laisse tomber, goutte à goutte et en agitant, la solution mercurique dans l'urine déféquée et plombique, jusqu'à ce qu'une goutte du mélange portée sur une des gouttes incolores de l'iodure alcalin de l'assiette y détermine une coloration rouge.

Dès le début de cette opération, le plomb du liquide déféqué, entrant seul en réaction avec l'iodure de potassium, donne un précipité jaune ; mais, à un moment donné, c'est-à-dire lorsque toutes les peptones existant dans le mélange ont été saturées de mercure, c'est-à-dire encore lorsque le peptonate mercurique complet a été produit, l'apparition d'un précipité rouge — dû à l'excès de mercure en présence et formant du bi-iodure hydrargyrique — se superpose nettement au précipité primitif et jaune d'iodure de plomb, en déterminant le moment critique de la fin de la réaction.

La seule précaution à prendre dans cette manipulation est de ne point déposer sur l'assiette des gouttes trop fortes de liqueur-témoin iodurée, parce que le bi-iodure de mercure étant — comme l'iodure de plomb lui-même, mais plus encore toutefois, — soluble dans un excès d'iodure de potassium, malgré la correction relative qu'apporte à cette solubilité la présence de l'acide acétique, on risquerait de masquer la fin de la réaction par une dissolution intempestive de l'iodure mercurique, indicateur du point terminus de la formation du peptonate hydrargyrique.

Ce point acquis, il suffit de lire sur la burette-décime la quantité de solution nitro-mercurique employée, en tenant compte que dans cette formule docimasique, chaque division-décime de la burette correspond à 1 décigramme de peptones par litre d'urine examinée et réagissant sur le volume initial de 20 c.c. (20 c.c. d'urine + 4 c.c. d'acétate plombique), pour connaître de suite et exactement la teneur en peptones du liquide sur lequel on manipule.

*
* *

Ces considérations physiologiques et analytiques exposées : c'est-à-dire étant bien entendu que les peptones nutrimentaires provenant du dédoublement des albumines alimentaires doivent être détruites normalement dans leur ensemble par leur passage au travers du système porte et de la glande hépatique ; c'est-à-dire que l'on peut doser pratiquement les peptones ayant passé dans l'urine et y étant le témoin d'une viciation de la fonction hépatique.

Je dirai de suite que, dans 649 analyses faites sur des malades à leur arrivée à Vichy et portant spécialement sur des cas étudiés au point de vue des réactions différentielles d'Haycraft et de Pettenkofer, comme de Salkowski et de Gmelin, pour la recherche des acides et des pigments biliaires, réactions différentielles que j'aurai d'ailleurs l'honneur d'étudier devant vous d'une façon particulière un peu plus tard, j'ai, d'une façon certaine et constante, sans aucune exception, mais toutefois à des doses très différentes, constaté des peptones, dont les chiffres variaient entre 0 gr. 10 et 12 gr. 00 pour la totalité de l'urine des 24 héures.

Or, comme ces 649 cas se rapportaient tous à des malades présentant une aberration, une anomalie de la nutrition se manifestant cliniquement par : de la goutte, de l'adipose, de la gravelle rénale (urique ou oxalique), de la lithiase biliaire, de la congestion hépatique (limitée à l'un ou l'autre lobe du foie ou bien totale), de la glycosurie, des manifestations herpétiques, de la neurasthénie, de la dyspepsie, de l'entérite, des ptoses d'ordre divers, etc., etc. ; se manifestant urologiquement par une exagération de l'acidité organique témoignée tantôt par le rapport « phosphorique » inférieur au rapport « éléments fixes », avec ou sans exagération de l'acidité elle-même, c'est-à-dire impliquant soit l'état d'hyperacidité diathésique réelle, soit l'état d'hyperacidité diathésique virtuelle ; tantôt par le rapport « phosphorique » supérieur au rapport « éléments fixes », mais cette fois-ci avec le rapport « acidité » plus élevé lui-même que le rapport « éléments fixes », c'est-à-dire correspondant séméiologiquement à de l'hyperacidité d'origine alimentaire ; je puis ainsi affirmer que, soit primitivement, soit secondairement, la fonction physiologique du foie était touchée, était viciée, était aberrante dans ces 649 cas, puisque dans tous cette fonction physiologique hépatique n'avait pas rempli d'une façon complète le rôle qui lui est biochimiquement dévolu d'utiliser la totalité des peptones nutrimentaires.

Or, encore, sur ces 649 cas : 187 correspondaient comme rapport « urobiline » à une augmentation relative seulement au rapport « phosphorique » ; 210 répondaient à l'augmentation précédente plus une exagération du rapport « urobiline » sur le rapport « éléments fixes » ; et 68 indiquaient une augmentation du rapport « urobiline » relativement à la fois aux deux rapports « acide phosphorique » et « éléments fixes » et au rapport de la normale absolue « 100 » de tous mes rapports urologiques ; c'est-à-dire pouvaient séméiologiquement impliquer de la congestion exclusive du lobe droit du foie, de la congestion exclusive du lobe gauche hépatique, ou de la congestion totale de l'organe.

Il restait donc 184 cas, dans lesquels la présence des

peptones devait reconnaître une aberration autre que celle produite par un trouble de circulation du foie, mais certaine toutefois, de la fonction hépatique.

Si, enfin, sur ces 184 cas, on essaie de rechercher si la porte d'entrée (assimilative) ou si la porte de sortie (désassimilative) était en jeu, — ce que, uroséméiologiquement, traduira soit l'exagération du rapport « éléments fixes » sur la normale absolue « 100 », soit la diminution du même rapport « éléments fixes » sur la même base de comparaison, on trouve que :

72 cas se rangent dans la première catégorie séméiologique, et 112 dans la seconde.

C'est-à-dire que si l'on peut admettre que dans 72 cas l'assimilation hépatique ait pu être viciée par un apport au foie d'éléments nutrimentaires azotés supérieur au taux des oxydations normales de l'organe ; 112 cas ne reconnaissent pas la même origine, ne peuvent s'expliquer que par une viciation secondaire des oxydations hépatiques.

Et, logiquement, sachant que les oxydations organiques en général sont parallèles à l'alcalinité du milieu, on peut, semble-t-il encore, attribuer l'imperfection des oxydations hépatiques ayant laissé passer dans la circulation générale des peptones que le foie eût dû détruire, on peut, dis-je, attribuer cette viciation secondaire de la fonction hépatique à l'hyperacidité générale constatée par moi simultanément chez ces malades : hyperacidité générale d'ailleurs en rapport avec la diminution des échanges bio-chimiques généraux que constate la docimasie urologique sous forme de diminution des excreta d'ensemble !

*
* *

Pour me résumer, Messieurs, je dirai ceci découlant tant de mes recherches antérieures que de mes recherches actuelles sur les caractères urologiques des « MALADIES PAR ABERRATION DE LA NUTRITION » :

1° Les malades présentant des troubles de la nutrition d'ordre diathésique offrent une exagération des phosphates de leur plasma sanguin par rapport aux carbonates, et par suite une diminution de leur excrétion urinaire phosphatique : fait que je considère comme typique, uroséméiologiquement parlant, de l'*hyperacidité organique* d'ordre *diathésique.*

2° Cette diminution phosphatique urinaire coïncide le plus souvent avec une exagération de leur acidité du même liquide d'excrétion rénale, exagération reconnaissant pour cause une augmentation plasmatique des acides de la série grasse : l'*hyperacidité* est alors *réelle.*

3° La discordance entre l'élimination urinaire des acides de la série grasse et des phosphates en excès dans le torrent circulatoire de ces malades tient à ce que : à l'osmose rénale, la rapidité de la dialyse est supérieure pour les acides libres aux sels acides.

4° Quand, sous l'influence de l'état scléreux que détermine d'une façon plus ou moins manifeste dans les tissus divers de l'économie la présence trop prolongée dans le sang de produits acides, il y a eu modification de la vitalité des dits tissus, c'est-à-dire modification de leur valeur osmotique, les échanges bio-chimiques généraux de même provenance osmotique sont atténués, presque suspendus, et les éléments alcalins provenant des sels alimentaires ou de la désintégration des peptones nutrimentaires n'étant plus fixés par les cellules de l'organisme, les sels alcalins passent directement à l'excrétion rénale et atténuent ainsi l'acidité urinaire. L'*hyperacidité* — toujours diathésique — est alors *virtuelle.*

5° Les sujets offrant une hyperacidité urinaire non primitive, c'est-à-dire non diathésique, c'est-à-dire encore liée à de la suralimentation ou due à de l'alcoolisme, présentent cette exagération de l'acidité urinaire, mais non plus sous forme d'acides libres de la série grasse (acides lactique, acétique, etc.), comme pour les malades précédents ; leur acidité se manifeste surtout sous forme de phosphates acides dont le taux devient ainsi supérieur à la normale comme excrétion urinaire.

J'appelle ces malades des : *hyperacides alimentaires.*

6° Si les caractéristiques urologiques de l'hyperacidité diathésique ou alimentaire sont trouvés concordant avec une excrétion des éléments fixes d'ensemble atténuée, on ne peut évidemment attribuer l'exagération de l'acidité plasmatique, constatée par sa répercussion positive sur l'acidité urinaire, qu'à une diminution des échanges biochimiques généraux ; c'est donc de l'*hyperacidité hypodésassimilative*.

7° Si les caractères urologiques de l'hyperacidité en général sont constaté s en même temps qu'une exagération des éléments fixes urinaires d'ensemble, comme il ne peut y avoir hyperdésassimilation organique en milieu plasmatique hyperacide, puisqu'une acidité organique exagérée tend toujours à diminuer les phénomènes d'échanges biochimiques, il faut en conclure que l'*hyperacidité* constatée est *hyperassimilative,* c'est-à-dire provient d'un travail exagéré que le foie a à faire et qu'il ne mène pas à bien d'une façon complète.

8° Toute exagération de l'urobiline urinaire implique une suractivité de la fonction hépatique par stase circulatoire locale, que d'après les concordances cliniques — pour ne pas empiéter sur les données physiologiques que je suis en train d'étudier actuellement et dont j'aurais l'honneur de vous entretenir ultérieurement lorsqu'elles seront devenues définitives par une expérimentation plus complète, — on peut considérer comme :

A. — Suractivité fonctionnelle hépatique due à une localisation exclusive dans le lobe droit, lorsque le rapport « urobiline » est supérieur au rapport « phosphorique » seulement ;

B. — Suractivité fonctionnelle hépatique due à une localisation exclusive dans le lobe gauche du foie quand le rapport « urobiline » est supérieur à la fois au rapport « phosphorique « et au rapport « éléments fixes » ;

C. — Suractivité fonctionnelle hépatique due à une aberration totale de la fonction du foie dans ces deux lobes, si le rapport « urobiline » est plus élevé et que celui de l'acide phosphorique, et que celui des éléments fixes et que le chiffre « 100 » représentant le rapport normal absolu du pourcentage des éléments urinaires excrétés par rapport à ceux qui devraient être éliminés par l'excrétion rénale.

9° En dehors de toutes les conditions urologiques précédentes, la constatation des peptones dans l'urine étant un signe certain que le foie n'a pas rempli, à l'égard des albumines peptonisées par les sucs gastrique, pancréatique et entérique, toute son action physiologique, il y a lieu d'admettre que cette constatation implique une aberration fonctionnelle du foie.

Donc la peptonurie peut être considérée à la fois comme le *criterium* de la fonction hépatique et comme le *criterium* de l'*hyperacidité organique*, puisque : tout d'abord, la peptonurie est constante lors de toutes les autres constatations urologiques de troubles fonctionnels du foie ; ensuite, la peptonurie se manifeste dans tous les cas où le rôle fonctionnel du foie ne se traduisant pas urologiquement par des syndromes déjà connus, on voit cependant qu'elle ne peut dépendre que d'un vice de fonctionnement de la glande hépatique reconnaissant comme cause première des modifications dyscrasiques hyperacides ; enfin la peptonurie est absente dans toutes les maladies chroniques (tuberculose, cancer) dépendant de l'hypoacidité organique, sauf dans les cas où il y a superposition des deux états diathésiques (tuberculose ou cancer évoluant chez des arthritiques).

*
* *

Pour la clarté de la lecture de ce travail, je rappellerai enfin que :

1° Par « RAPPORT », il faut entendre le quotient du pourcentage de chaque élément d'excrétion urinaire obtenu en prenant pour numérateur de la fraction ainsi constituée le chiffre représentant l'excrétion constatée en 24 heures chez le sujet en expérience, et pour dénominateur de la même fraction le chiffre représentant ce que le sujet eût dû excréter du même élément :

Exemples :

Un malade excrète 2 gr. 16 d'acide phosphorique en 24

heures ; il eut dû en excréter 3 gr. 50 ; le rapport « phospho-rique » de l'excrétion urinaire de ce malade est

$$\frac{2.16 \times 100}{3.50} = 61$$

Le même malade excrète 58 gr. 40 d'éléments fixes uri-naires en 24 heures, il eut dû en éliminer 70 gr. ; son rap-port « éléments fixes » est :

$$\frac{58.40 \times 100}{70.00} = 83$$

2° Bien entendu, les normales d'excrétion, dont je parle ici, sont celles résultant du produit du *poids* physiologi-quement *actif* (COEFFICIENT BIOLOGIQUE) de chaque sujet par les normales unitaires, c'est-à-dire les chiffres d'excrétion rénale en 24 heures, correspondant à 1 kilog. de poids ac-tif que j'ai personnellement données en 1887 (1) et qui, au-jourd'hui, sont adoptées, soit directement, soit avec des traductions chimiques parallèles, par tous les auteurs s'oc-cupant d'urologie, Huguet entre autres.

Et ces chiffres donnés par moi pour les normales unitai-res sont :

Volume.........................	24 c.c.
Eléments fixes.................	1 gr. 00
Acidité (en PhO⁵).............	0 — 03
Chlore	0 — 10
Urée..........................	0 — 45
Acide urique..................	0 — 01
Acide phosphorique...........	0 — 05
Urobiline.....................	0 — 01

3° Ma formule déterminant le coefficient biologique du poids actif est la suivante (ramenée aux conditions pratiques d'un examen urologique courant) :

$$x = \frac{(T \times 0,4) + (C \times 1.6) + P}{3} \pm \begin{cases} A. \\ R. \end{cases}$$

(1) E. GAUTRELET. — *Loco cit.*

T, étant la taille (hauteur) du sujet,

C, représentant sa carrure (distance interacramoniale),

P, son poids corporel net,

A, son âge,

R, Son régime alimentaire.

4° Les principales expressions de mes rapports biochimiques précédentes pourraient se traduire par les formules schématiques suivantes dans lesquelles :

E. F. représenterait le rapport des éléments fixes,

A.   —   —   de l'acidité,

P.   —   —   de l'acide phosphorique,

U.   —   —   de l'urobiline,

100   —   —   de la normale absolue.

a). Hyperacidité d'une façon diathésique et générale ;

$$P < E.\,F.$$

b) Hyperacidité diathésique réelle :

$$A < E.\,F.$$
$$P > E.\,F.$$

c) Hyperacidité diathésique virtuelle :

$$P < E.\,F.$$
$$A < E.\,F.$$

d) Hyperacidité alimentaire ·

$$P > E.\,F.$$
$$A > E.\,F.$$

e) Hyperacidité hypodésassimilative :

$$P < E.\,F.$$
$$E.\,F > 100$$

f) Hyperacidité hyperassimilative :

$$P < E.\,F.$$
$$E.\,F > 100$$

g) Congestion du lobe droit du foie :

$$U \begin{cases} > P. \\ < E.\,F. \\ < 100 \end{cases}$$

h) Congestion du lobe gauche du foie :

$$U \begin{cases} < \text{P.} \\ > \text{E. F.} \\ < 100 \end{cases}$$

i) Congestion totale du foie :

$$U \begin{cases} > \text{P.} \\ > \text{E. F.} \\ > 100 \end{cases}$$

j) Hypotension artérielle :

$$V < \text{E. F.}$$

k) Hypertension artérielle :

$$V > \text{E. F.}$$

***

Conclusions.

1° Les « MALADIES PAR ABERRATION DE LA NUTRITION » offrent un substratum humoral hyperacide se traduisant le plus généralement par une augmentation de l'acidité urinaire ; mais parfois aussi (sous l'influence de causes secondaires) par une simple diminution de l'excrétion rénale phosphorique.

2° L'hyperacidité organique peut reconnaître deux causes initiales, isolées ou superposées : la diminution des échanges bio-chimiques généraux ou l'atténuation des oxydations hépatiques.

3° Dans l'un et l'autre cas, et en dehors de tout trouble circulatoire du foie, les malades présentent de la PEPTONURIE ;

Liée pour le second cas, à un trouble fonctionnel hépatique primitif ;

Sous la dépendance, pour le premier cas, d'une aberration fonctionnelle du foie secondaire et elle-même due à une exagération primitive de l'acidité organique qu'a occasionnée une diminution des oxydations générales (1).

(1) *Société Médico-Chirurgicale*, séance du 9 décembre 1901.

Clermont (Oise). — Imprimerie Daix frères

9 782019 261054